健康・化学まめ知識シリーズ　6

脂肪酸の種類と健康への影響

著者　寺尾啓二

目次

その1. 飽和脂肪酸と不飽和脂肪酸、まずは、飽和脂肪酸　3

その2. 不飽和脂肪酸　7

その3. オリーブオイルとアボカドオイル（一価不飽和脂肪酸）
　　　……食べて塗って美肌を手に入れる　11

その4. 悪玉の一価不飽和脂肪酸、トランス脂肪酸とは　17

その5. ココナッツオイル摂取によるケトン体の補給と
　　　健康増進作用とは　23

その6. αオリゴ糖を用いた新規ココナッツミルクパウダーとは　30

その7. ω6系不飽和脂肪酸の健康・美容への良し悪し　36

その8. 共役リノール酸とは　44

その1.
飽和脂肪酸と不飽和脂肪酸、
まずは、飽和脂肪酸

　最近、何かと話題になっている健康増進効果を期待した○○オイル、たとえば、フィッシュオイル（魚油）、クリルオイル、ココナッツオイル、オリーブオイル、ベニバナオイル、アマニオイル……。これらの健康に良いといわれるオイルのある一方で、摂りすぎると健康を害し、問題だとされるオイル。何を摂って良いのか、悪いのか、判断し辛いですよね。

　これらのオイルは、すべて生物の生体内に含まれる脂肪酸抽出物（Fatty Acid Extract）なのですが、植物、魚、動物などさまざまな生物、そして、その種類によっても脂肪酸の組成は異なっています。

　そこで、生物学的な分類に基づいて、少し分かりやすくまとめてみました。図1-1に示していますように、実にたくさんの脂肪酸に分類できます。まずは、飽和脂肪酸と不飽和脂肪酸の包括的な健康への影響を説明します。そして、包括的な説明の後、話題となっているココナッツオイル、オリーブオイルなど、個々オイルに関して、皆さんの"健康まめ知識"を増やしていこうと考えています。

飽和脂肪酸（saturated fatty acid, SFA）
➢ 短鎖脂肪酸（SCFA）・・・・炭素数7以下
➢ 中鎖脂肪酸（MCFA）・・・・炭素数8～12
➢ 長鎖脂肪酸（LCFA）・・・・炭素数13以上

一価不飽和脂肪酸（monounsaturated fatty acid, MUFA）
➢ シス型脂肪酸（cis fatty acid, CFA）
➢ トランス型脂肪酸（trans fatty acid, TFA）

多価不飽和脂肪酸（polyunsaturated fatty acid, PUFA）
➢ ω3-不飽和脂肪酸（ω3-PUFA）
➢ ω6-不飽和脂肪酸（ω6-PUFA）
➢ 共役リノール酸（Conjugated linoleic acid, CLA）

図 1-1.　脂肪酸の種類

　まずは脂肪酸の種類から……（化学を学んだことのない人は
ここで終了ではなく、"二重結合"など化学用語は飛ばしてお
読みください。全体としては理解できるはずです）。

　脂肪酸は二重結合や三重結合のあるなし（"なし"の場合
は水素で飽和されているともいう）で飽和脂肪酸（Saturated
Fatty Acid, SFA）と不飽和脂肪酸（Unsaturated Fatty Acid,
UFA）に分けられます。

　一般的に飽和脂肪酸は悪い油、あるいは、悪い脂肪酸（悪玉
脂肪酸）といわれていますが、必ずしもそうではありません。
飽和脂肪酸は炭素数（鎖の長さ）で炭素数7以下のものは短鎖

脂肪酸（Small Chain Fatty Acid, SCFA）、8-12のものを中鎖脂肪酸（Medium Chain Fatty Acid, MCFA）、そして、13以上のものは長鎖脂肪酸（Large Chain Fatty Acid, LCFA）と分類されており、その中で、短鎖脂肪酸や中鎖脂肪酸は腸内環境を改善したり、ダイエットに有効であったり、脳機能の改善効果があったりと健康維持や増進に積極的に摂取するべき脂肪酸なのです。

　問題はこの長鎖の飽和脂肪酸です。長鎖脂肪酸は溶ける温度が高く、常温では固体で存在しています。そのため体の中でも固まりやすく、食事で過剰摂取すると中性脂肪（トリグリセリド）として蓄積され……さらにLDL受容体の活性低下によるLDL濃度の上昇を引き起こすのです。少し難しい表現でしたが、つまりは、長鎖脂肪酸の過剰摂取が、中性脂肪と血中のLDLコレステロールを増加させ、動脈硬化、脳卒中、心筋梗塞の原因となる高脂血症を誘発するのです。

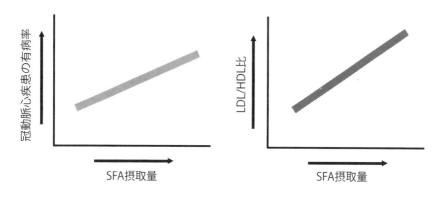

図 1-2. 食事性コレステロールと長鎖脂肪酸の摂取の相関

長鎖脂肪酸も多く摂取する傾向にある人はコレステロールを多く摂取する傾向にあり、加えて果物、野菜、及び、食物繊維などの植物性食品の摂取量が低い傾向にあるのです。したがって、LDL/HDL比や冠動脈心疾患の発病率が増加するわけです。

　以上、飽和脂肪酸の健康への影響について包括的に説明しました。

【コラム】αオリゴ糖による長鎖脂肪酸の選択的排泄

　新食物繊維であるαオリゴ糖は、摂取してしまった食事中の脂質の中から、飽和脂肪酸の中でも、この長鎖脂肪酸のみを選択的に包接させて排泄することが知られています。加えて、最近では、コレステロールの吸収も阻害することが分かってきました。

長鎖脂肪酸の選択的排泄について

http://www.cyclochem.com/cyclochembio/research/040.html

コレステロールの低減効果について

http://www.cyclochem.com/cyclochembio/research/special.html

その2.
不飽和脂肪酸

　一般に、動物性油脂に多く含まれる飽和脂肪酸は、体に悪く、悪玉と呼ばれ、植物性油脂や魚油などに多く含まれる不飽和脂肪酸は、体に良い善玉と思われていますが、飽和脂肪酸のすべてが必ずしも悪玉ではなく、ココナッツオイルに多く含有する中鎖の飽和脂肪酸はダイエット、美容、脳機能改善など、体に良い善玉の油もあることを説明しました。同様に、今回は不飽和脂肪酸についても、善玉だけでなく悪玉もあること、その種類と健康への影響について解説していきます。

　まず、不飽和脂肪酸は、**図1-1**に示していますように一価不飽和脂肪酸（Mono-unsaturated Fatty Acid, MUFA）と多価不飽和脂肪酸に分けることができます。

　一価不飽和脂肪酸の代表的な物質にはオレイン酸があります。オレイン酸はオリーブオイルの脂肪酸の70 ～ 80％を占めており、冠状動脈性心疾患への有効性など健康増進効果が知られていて注目されています。この一価とは炭素鎖の中に二重結合が一つあることを意味していますが、二重結合にはシス体とトランス体の二つの異性体（幾何異性体といいます）があります。

　オレイン酸はシス体で善玉脂肪酸なのですが、同じ炭素数（C18：炭素が18個）でもトランス体はエライジン酸と呼ばれ、

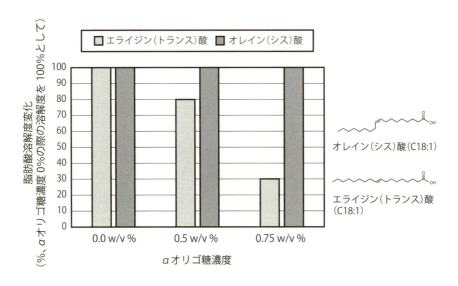

図 2-1.　腸液中αオリゴ糖によるトランス脂肪酸の溶解度の低下

　トランス脂肪酸、あるいはトランス酸の名で知られる悪玉脂肪酸なのです。このトランス脂肪酸はマーガリンやショートニングの加工油脂や反芻動物の脂肪中に多く含まれていて、米国では"狂った油"と呼ばれるほどです。そして、摂取し続けると、長鎖飽和脂肪酸よりもLDLコレステロールや中性脂肪の増加傾向が大きく、HDLコレステロールが低下することで動脈硬化のリスクが高まります。

　ここで興味深い知見を紹介しておきます。トランス脂肪酸を摂取してしまう恐れのあるときには新食物繊維として知られるαオリゴ糖（αシクロデキストリン、αCD）を同時に摂取しましょう。αオリゴ糖は、善玉のオレイン酸を体の中に積極的に取り入れ、一方で悪玉のトランス脂肪酸であるエライジン酸を体外に排泄してくれるのです。図2-1に示しておりますよう

に、腸液中のトランス脂肪酸の溶解度が、αオリゴ糖の添加によって下がっています。この溶解度の低下は、トランス脂肪酸が溶けなくなって析出することを意味しており、結果、吸収されずに生体外へ排泄されてしまうのです。

　多価不飽和脂肪酸の中で二重結合を二つ持つ二価不飽和脂肪酸で健康増進作用が注目されているのが共役リノール酸（CLA）です。CLAの摂取でもオレイン酸と同様、体重や体脂肪重量の減少や血漿中の総コレステロールやLDLコレステロールの減少が報告されています。

　不飽和脂肪酸(PUFA)は、二重結合の位置によってオメガ（ω）6系PUFAとω3系PUFAに分類されます。そして、リノール酸やアラキドン酸などのω6系PUFAやEPA、DHAなどのω3系PUFAは生体内ではロイコトリエン、トロンボキサン（TX）、プロスタサイクリン（PGI)といった生体機能維持に不可欠な生理活性物質に変換されていますので、いずれのPUFAも必須脂肪酸なのです。

　しかし、ω6系PUFAは、TXA2/PGI2の上昇による血栓形成により動脈硬化症リスクの増加に寄与するという指摘があり、その点では悪玉脂肪酸でもあります。よって、「第6次改定日本人の栄養所要量」において推奨PUFA比はω6系：ω3系＝4：1としていましたが、最近では2：1に変更されていて、現代人にとってはEPA、DHAなどのω3系PUFAの摂取が必要のようです。

- 餓死に備えて脂下に貯えることができる。
- 止血に関するホルモンの原料となる。
- 寄生虫が臓器に入り込まないために炎症を起こす。

- 肥満を招く。
- 血栓や動脈硬化の原因となる。
- 家ダニや花粉を寄生虫と間違えて炎症を起こす。
  （アレルギーやアトピーの原因）

図2-2. オメガ6系の古代と現代の見方

　以上、脂肪酸の種類による健康への影響をまとめました。次章からは健康増進効果の期待されている個々の脂肪酸について紹介していきます。

その3.
オリーブオイルとアボカドオイル（一価不飽和脂肪酸）
……食べて塗って美肌を手に入れる

　オリーブオイルやアボカドオイルの主成分は、一価不飽和脂肪酸のオレイン酸（C18：1……とは、炭素数が18で二重結合が一つあることを意味します）で、70 ～ 80%含まれています。

　また、アボカドオイルのオレイン酸量は、65% ～ 70%と、オリーブオイルに比べて若干少ないのですが、アボカドオイルの特徴はオレイン酸のみならず、同じ一価の不飽和脂肪酸であるパルミトレイン酸（C16：1）を４％～ 10%含んでいるところにあります。

　アボカドオイルは南アフリカ、メキシコ、そして、ニュージーランドから輸入されていますが、南アフリカやメキシコに比べて、ニュージーランド産のアボカドオイルのほうがパルミトレイン酸の含有量は多いようです。

　なぜこのようにオレイン酸とともにパルミトレイン酸にこだわっているかというと……、

　でも、その前に……まずは、オレイン酸の情報から。

　オレイン酸は人の生体内で合成されています。そして、人の肌に潤いを与える成分である皮脂の41%はオレイン酸なのです。

表3-1.　アボカドオイルとオリーブオイルの脂肪酸組成の比較

項　目	アボカドオイル①	アボカドオイル②	アボカドオイル③	【参考】オリーブオイル
原産地	南アフリカ	メキシコ合衆国	ニュージーランド	
脂肪酸組成（％）				
16.0	15.3	11.1	17.5	10.4
16.1	5.3	3.8	7.9	0.7
18.0	0.8	1.3	0.5	3.1
18.1	68.1	68.6	62.2	77.2
18:2n-6	9.6	13.9	11.1	7.0
18:3n-3	0.7	0.7	0.6	0.6
20.0	—	0.2	—	0.4
20.1	0.2	0.2	0.2	0.3
22.0	—	0.2	—	0.1

続いて25%が、ワックスエステル、16%が皮脂酸、12%がスクワレンとなっているのです。これが、オレイン酸が皮脂膜のケアに必要な理由なのです。

　そして、同じ一価の不飽和脂肪酸であるパルミトレイン酸ですが、この脂肪酸は、年齢が若い10代の肌に多く含まれていて、年齢とともに、オレイン酸比が高くなっていくのです。

つまり、若い肌を保つにはオレイン酸含有量の多いオリーブオイル、そして、保つだけでなく、肌の若返りによる美肌も期待するには、オレイン酸とパルミトレイン酸の双方の摂れるニュージーランド産のアボカドオイルがお薦めとなるわけです。（表3-1）

　では、ここで、一価の不飽和脂肪酸について、もう少し掘り下げて説明していきます。一般的に、ヒトの体に良い善玉の油が不飽和脂肪酸、体に悪い善玉の油が飽和脂肪酸とされていますが、不飽和脂肪酸の最大の問題点は、酸化されやすいところにあります。不飽和度が高くなればなるほど（つまり、多価になると）酸化されやすくなっていきますので、一価の不飽和脂肪酸が不飽和脂肪酸の中で最も酸化されにくいことになります。
　ということは、ヒトの体の中でも一価不飽和脂肪酸は活性酸素と反応して過酸化脂質になりにくいことになります。過酸化脂質はDNAに損傷を与えてガンを誘発し、アテローム性動脈硬化にもつながります。よって、過酸化脂質が原因の心筋梗塞、脳梗塞、高血圧、糖尿病などの生活習慣病を予防できるオイルとして、一価不飽和脂肪酸であるオレイン酸やパルミトレイン酸は、リノール酸などの二価以上の不飽和脂肪酸の摂取過多になってしまっている現代において見直されているのです。
　さらに、注目されているオレイン酸の効果として便秘の解消と予防があります。便秘の原因に食物繊維の不足が挙げられますが、ダイエットによるオレイン酸などの油脂不足も便秘に悪影響を及ぼすのです。これはオレイン酸のもつ界面活性剤としての効果、乳化作用によるものです。腸内の排泄物をやわらかくして排便を促してくれるのです。

しかし、オレイン酸も良い事ばかりではありません。アクネ菌はオレイン酸を餌に増殖し、ニキビが悪化する場合もあるのです。クレンジングを使用していてニキビが出来た時はそのクレンジングの成分をチェックし、オレイン酸が含有されていると、オレイン酸を疑ってみましょう。

　このように、オレイン酸などの餌が原因でニキビが悪化する場合には、とってもお薦めの情報があります。αオリゴ糖水溶液、あるいは、マヌカハニーを肌に塗るとニキビの原因菌であるアクネ菌が減少することが最近確かめられたのです。(コラム参照)

　オレイン酸も、一価とはいえ、不飽和脂肪酸ですので、飽和脂肪酸に比べれば酸化しやすい物質です。そこで、植物や魚、オキアミなどの海洋生物の生体内に存在する不飽和脂肪酸の活性酸素による酸化で過酸化脂質になるのを防ぐため、自らがさまざまな抗酸化物質を生体内で合成しているのです。

　代表的で良く知られているのが、南洋オキアミに含まれているクリルオイルの酸化を防ぐためのアスタキサンチンです。そして、オリーブにはオレイン酸を守るためにヒドロキシチロソールやオレウロペインといったポリフェノール化合物である抗酸化作用物質が含まれているのです。現在、ヒドロキシチロソールには抗酸化作用のみならず、動脈硬化の予防機能、血管平滑筋細胞の増殖や遊走に対する抑制作用、血管内皮細胞に対する創傷治癒効果、酸化ストレスに対する細胞保護、抗炎症、抗菌作用などもあることが判明し、さらには、美白効果、抗イン

14

フルエンザ作用も明らかとされ注目されています。

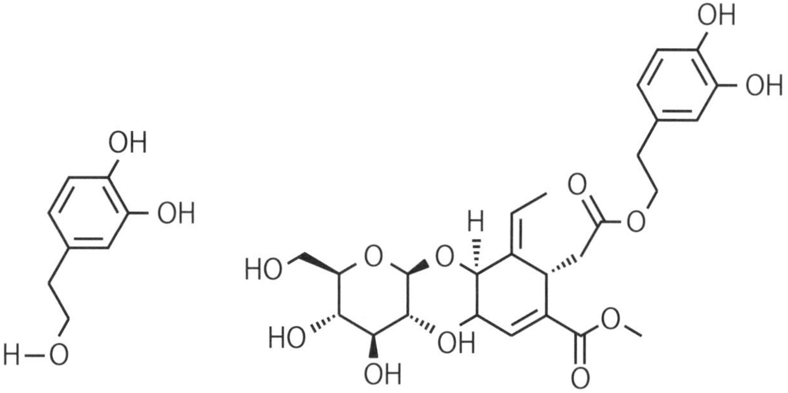

ヒドロキシチロソール　　　　　　　　オレウロペイン

図 3-1.　ヒドロキシチロソールオレウロペインの構造式

　このようにオレイン酸やパルミトレイン酸を含有するオリーブオイルやアボカドオイルは保湿効果だけでなく美白効果もあることから美しい肌を保つためのベストの植物オイルと言えるかも知れません。

【コラム】αオリゴ糖と各種蜂蜜によるアクネ菌抑制効果

　シクロケムバイオの研究員である上野氏によって、αオリゴ糖と各種蜂蜜によるアクネ菌抑制効果が検証された。ニキビの原因菌であるアクネ菌の増殖は濁度増加によって確認できるが、抗菌、溶菌作用を有するとされるαオリゴ糖やマヌカハニーなどの各種蜂蜜をアクネ菌に共存させた場合に濁度の増加が抑制されるかどうかを調査した。液体培地にαオリゴ糖(4.4%)、各種蜂蜜(3.6%)を添加して培養し、24時間と48時間の濁度を測定した。（⊿OD=OD−OD0時間）その結果、特にαオリゴ糖とマヌカハニーに顕著なアクネ菌の増殖抑制効果が観測された。

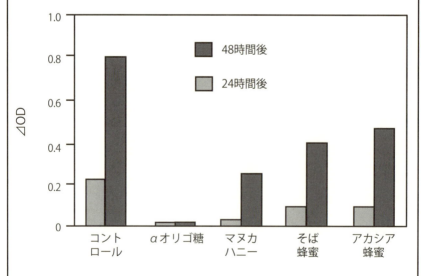

図3-2.　マヌカハニーおよびαオリゴ糖によるアクネ菌の増殖抑制作用

その4.
悪玉の一価不飽和脂肪酸、トランス脂肪酸とは

　前章では、食べて塗って美肌を手に入れるという、女性に人気のオリーブオイルやアボカドオイルについて紹介しました。それらのオイルに含まれる主要成分が一価不飽和脂肪酸であるオレイン酸（C18：1）やパルミトレイン酸（C16：1）であり、若い年齢層の皮脂に多く含まれる成分でもあることから若返り、健康な肌の維持、美肌作用を有すると説明いたしました。

　次には、最近ブレークした、ダイエット効果を持つ中鎖脂肪酸を含むココナッツオイルの紹介となるところですが……、その前に、一価不飽和脂肪酸をもう少し理解して整理するために悪玉の一価不飽和脂肪酸を紹介しておきます。

　前章で述べましたように、天然型の一価不飽和脂肪酸には、美肌や健康増進効果が期待できるのですが、一方で、同じ一価不飽和脂肪酸でも健康に悪影響を与える、人工的に多量に作られている悪玉の脂肪酸があります。

　それがトランス脂肪酸（TFA）……。

　天然の脂肪酸は、二重結合がシス型という立体異性体で出来ているのですが、TFAは人工的に作られるトランス型というシス型と異なる二重結合を持った脂肪酸で、同じ炭素数、二重結合数であっても別の脂肪酸なのです。

　たとえば、オレイン酸（C18:1）は、炭素数18で二重結合は

17

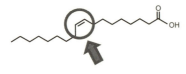
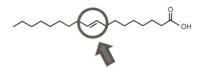

オレイン(シス)酸(C18:1) 　　　エライジン(トランス)酸(C18:1)

図4-1. 同じ一価不飽和脂肪酸のオレイン酸とエライジン酸の構造

シス型が1つですが、同じ炭素数、二重結合数であっても二重結合がトランス型であるとエライジン酸（C18：1）と呼ばれる別物質となってしまうのです。

TFAは天然には殆ど存在しません。しいてあげるとすれば、牛などの反芻動物の胃内部に共生しているバクテリアの中に、シス型の不飽和脂肪酸をトランス型に変換する特殊な酵素を持っていて、不飽和脂肪酸を含む餌を反芻する間にTFAに変換してしまうケースがあります。よって、反芻動物からの乳製品中にはTFAが含まれていることになります。

しかしながら、さらに多量摂取の危険性があるとして問題となっているのは、植物油脂を加工する際に変換されてしまうTFAなのです。表4-1のマーガリンやショートニングと牛乳に含まれるTFAの含有量をご確認ください。マーガリンやショートニングは人工的に作られた多量のTFAが含まれていて、一方、反芻動物である牛からの牛乳に含まれるTFAは健康を害するほどの量ではないことがわかります。

表4-1.　　国内に流通している食品のトランス脂肪酸含有量

食品名	試料数	トランス脂肪酸平均値(g/100g)
マーガリン、ファットスプレッド	34	7.0
食品調理油	22	1.4
ラード・牛脂	4	1.37
ショートニング	10	13.6
マヨネーズ	9	1.24
牛乳	26	0.09
バター	13	1.95
クリーム類（クリーム、コーヒー用など）	10	3.02
脱脂粉乳	2	0.02

（内閣府食品安全委員会まとめより抜粋）

　TFAを摂取すると糖尿病などの生活習慣病のリスクを高め、血中のLDL（悪玉コレステロール）値を高め、心筋梗塞をはじめとする心臓疾患を引き起こす物質として、現在、米欧では使用規制されているのです（規制については後ほど出てきます）。

　では、なぜ、人はそのような危険なTFAを作ってまで食べているのでしょうか？

　それは植物性油脂が、液体での取り扱いが困難なため、ただ単に取り扱い容易な固体にするためです。

19

具体的な例としてマーガリンがあります。バターは飽和脂肪酸の多い動物性油脂を使用していますので、もともと固形なため、加工は容易です（注：飽和脂肪酸は固体になりやすく、不飽和脂肪酸は液体になりやすい性質を持っています）。しかし、マーガリンは不飽和脂肪酸の多い植物性油脂を使用していますので、人工的に水素を添加して液体を固体に変えているのです。

　つまり、健康増進効果のある不飽和脂肪酸をわざわざ悪玉の飽和脂肪酸に変えているのですが、実は単に悪玉飽和脂肪酸に変えているだけではありません。その加工の工程で超悪玉のTFAが生成していたのです。

　バターは、動物性油脂なので健康に良くなく、植物性油脂を使用したマーガリンの方が健康にいいと今でも思っている人も、この説明で本当に健康に良くないのはマーガリンであることを理解してもらえたと思います。

　心臓病が死因1位の米国のニューヨーク市ではファーストフード店を含む全レストランに対して、調理油やマーガリンなどに含まれるTFA量を1食あたり0.5ｇ未満に抑えるように義務づけられています。また、米欧では、マクドナルドやケンタッキーフライド・チキン、デニーズなどの大手外食チェーンもTFAを含まないメニューを提供しています。

日本の対応は……、

　表4-2のように、明らかに米国に比べTFA摂取量は少ないの

表4-2.　　トランス脂肪酸の一人あたりの平均摂取量

	1日あたりの摂取量（g）	摂取エネルギーに占める割合(%)
日本	1.56	0.7
米国（成人）	5.8	2.6
EU（男性）	1.2 − 6.7	0.5 − 2.1
EU（女性）	1.7 − 4.1	0.8 − 1.9

（内閣府食品安全委員会まとめより抜粋）

ですが、マーガリンやショートニングを好んでよく食している
日本人は明らかに過剰摂取しています。

　残念ながら、日本ではいまだにTFAへの関心が低く、知らず
知らずに多く摂取している人も多いので、TFA表示義務は必要
との意見もあるようですね。
　TFA表示義務は当然です。でも、やはり新食物繊維のαオリ
ゴ糖はここでも救世主でした。
新食物繊維のαオリゴ糖は不飽和脂肪酸の吸収を高め、飽和脂
肪酸のみを選択的排泄する作用を持っているとして注目されて
います。

αオリゴ糖の脂肪酸選択性に関する研究

http://www.cyclochem.com/cyclochembio/research/040.html

　実はさらにαオリゴ糖のすばらしい作用があります。シクロ
ケムバイオの主任研究員である古根氏の研究によって、一価不

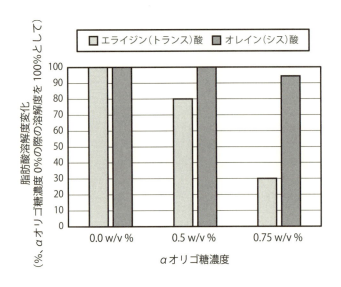

図 4-2. トランス脂肪酸のαオリゴ糖による選択的析出作用

　飽和脂肪酸（C18：1）のシス体（善玉）とトランス体（悪玉）を摂取したとしてもαオリゴ糖を同時に摂取すると、トランス脂肪酸のみを選択的に体外に排泄することを示唆する結果が得られているのです。

　皆さん、動脈硬化や糖尿病などの生活習慣病予防、そして、健康維持のためにもマーガリンやショートニングの摂取は控え、一方で、食事前にαオリゴ糖を積極的に摂取しましょう。ダイエット効果も期待できます。

その5.
ココナッツオイル摂取によるケトン体の
補給と健康増進作用とは

　高齢化社会にあって、認知症予防、ダイエット効果、美容効果のあるもとしてココナッツオイルが、最近、にわかに注目され始めています。

　ココナッツオイルの主要成分は、ラウリン酸などの中鎖脂肪酸。中鎖脂肪酸は母乳の脂肪分にも数％は含まれていることから、1960年頃から既に専門家の間では注目されており、未熟児の栄養補給に利用されています。それが、最近になって、米国やフィリピンでココナッツオイルに関する研究がさらに活発化しています。そして、それらの研究報告が日本のマスコミでも知られている著名な有識者の目に留まり、特に、ダイエット効果と認知症予防効果の知見が、TV等で一般の方々に伝えられ、日本でブームになりつつあるという構図です。

　ココナッツオイルに含まれるラウリン酸には脂質膜を持っているウイルスに対する抗ウイルス作用のあること、さらには抗てんかん、動脈硬化予防、変異原生抑制、ダイエット効果、LDLコレステロール低減、認知症予防効果のあることなど実にさまざまな知見が得られています。

その中でも、注目されているのがダイエット効果とアルツハイマー病の予防と改善なのです。この脳機能改善については後で触れます。

まずはダイエット効果の説明から……

中鎖脂肪酸の利点は長鎖脂肪酸に比べ、代謝されやすくエネルギーに変換されやすいことで、ダイエットの際、また、アスリート、患者、高齢者の栄養補給源としても有用であることが分かっています。

通常、脂肪を摂取して消化管から体内に吸収されると、その脂肪は中性脂肪として蓄えられるか、エネルギーに変換されるか、という二つの経路があります。植物油の多くに含まれる長鎖脂肪酸はリンパ管や静脈を通って脂肪組織や肝臓に運ばれ、分解されて貯蔵されます。しかし、中鎖脂肪酸は小さい分子であることから膵液や胆汁がなくても速やかに吸収され、門脈を経て直接、肝臓に移動し、ミトコンドリアではなくペルオキシゾームで酸化されエネルギー変換されるのです。

中鎖脂肪酸、長鎖脂肪酸を問わず、脂肪酸は、肝臓の肝細胞内のミトコンドリアでエネルギー産生に必要なアセチルCoAに変換されます。つまり、この変換はミトコンドリア内で起こるのですが、長鎖脂肪酸がミトコンドリア内に入る場合にはL-カルニチンが必要なのです。一方で、中鎖脂肪酸の場合は必要なく入っていけるのでエネルギー変換されやすいということになります。

24

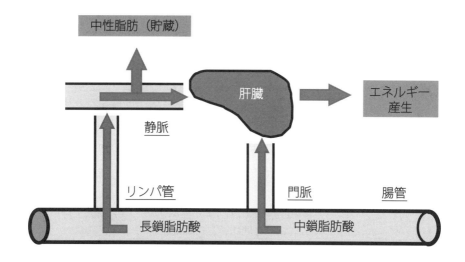

図5-1. 長鎖脂肪酸と中鎖脂肪酸の中性脂肪としての貯蔵とエネルギー産生

　この説明で、年齢とともにL-カルニチンの体内生産量が減って長鎖脂肪酸の多い肉類を食べてもエネルギーに変換されずに中性脂肪として蓄えられて肥満になるのがよく分かると思います……。

　ここで、少しだけ化学知識が必要となりますが、分かり辛いようであれば、この後の文章は飛ばして読んで頂いても全体的には理解できることになっています。

　『エネルギー産生のためのクエン酸回路を回すにはクエン酸が必要です。クエン酸はアセチルCoAとオキサロ酢酸の反応によって生成します。オキサロ酢酸はピルビン酸から生成しますが、そのピルビン酸の原料はブドウ糖です。よって、ブドウ糖がなければアセチルCoAはクエン酸回路には使われず……、ケトン体となるのです。』

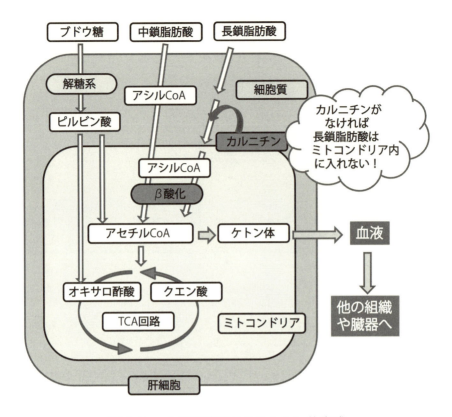

図 5-2. 中鎖脂肪酸からのケトン体生成

　この内容を短くまとめると……、ブドウ糖を摂取しなければ中鎖脂肪酸はケトン体になる、そして、ケトン体は血液で他の組織や臓器に運ばれエネルギー源として利用できるということです。

　ブドウ糖を摂取して体を維持するための十分なエネルギーが得られている状態ではケトン体をエネルギー源として使われません。しかし、ブドウ糖を摂取しなければエネルギー源として蓄えていた中性脂肪を利用しなければなりません。そこで、ブ

ドウ糖の元である炭水化物の摂取を控えて、ココナッツオイルを摂取すればブドウ糖がエネルギー源として使えず、体はココナッツオイルからのケトン体を利用するようになります。その際に中性脂肪からのケトン体も同じものですので、中性脂肪も同時にエネルギー消費に利用されることになるのです。

　これが、ココナッツオイルに含まれるラウリン酸などの中鎖脂肪酸のダイエット効果です。

　次に、認知症の予防効果に関する知見です……。

　脂肪酸は脳関門を通過できないため、脳は通常、脳関門を通過できるブドウ糖のみをエネルギー源としているというのが通説ですよね……、

　でも、実は、絶食等でブドウ糖が枯渇した場合、アセチルCoAから生成されたケトン体もブドウ糖と同様に脳関門を通過でき、通過後は、再度アセチルCoAに戻されて脳細胞のミトコンドリアのTCAサイクルでエネルギー源として利用されているのです。

　脳・神経細胞は、もちろんブドウ糖を優先的にエネルギー源として利用しますが、ブドウ糖が少ないときはケトン体が脳・神経細胞の唯一のエネルギー源となっているのです。そういった理由から、米国の医師がココナッツオイルのアルツハイマー病の改善に有効ではないかと考え、臨床試験が実施されました。そして、大変良好な結果が得られたというわけです。

27

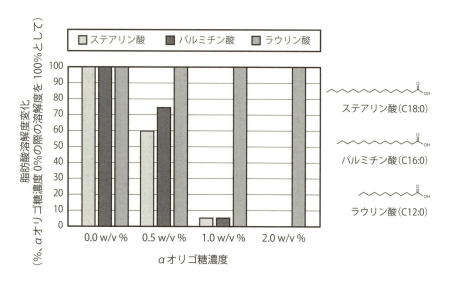

図5-3. 飽和脂肪酸の炭素数の違いによる包接体の析出

しかしながら、炭水化物を取らず、ココナッツオイルとともにタンパク質と長鎖脂肪酸の豊富な肉類だけを食べるダイエットや認知症予防法には落とし穴があります。L-カルニチンの生体内生産量が減少している高齢者にとっては過剰摂取した長鎖脂肪酸をエネルギーに変換できなく体内に蓄積されるという問題です。

ここで、ココナッツオイルとともに摂取すべき、すばらしい食物繊維を紹介します。αオリゴ糖です。この食物繊維は、長鎖脂肪酸を選択的に排泄し、中鎖脂肪酸の吸収を促進できるすばらしい機能を有しているのです。**図5-3**に示しますように、αオリゴ糖の濃度上昇にともない、長鎖脂肪酸の溶解度は減少し、包接体の析出が確認されています。つまり、腸管内において、長鎖脂肪酸はαオリゴ糖と不溶性の包接体を形成し、体外

に排泄されることを示唆しています。一方、中鎖脂肪酸はαオリゴ糖濃度変化に関係なく溶解度は維持されていました。

なお、もともと生体内にある中性脂肪である長鎖脂肪酸トリグリセリドのエネルギー燃焼を助けるL-カルニチンを配合したαオリゴ糖製剤が市販されていますので、ダイエットや認知症予防のためにココナッツオイルを摂取される方々は、是非、こちらのものも同時に摂取されることをお薦めします

【コラム】ケトン体とは……

アセト酢酸、3-ヒドロキシ酪酸、アセトンの総称で脂肪酸やアミノ酸の代謝産物です。解糖系やβ酸化によって生産されたアセチルCoAはクエン酸回路で消費されますが、肝臓で過剰に産生されるとケトン体に変換されケトン血症やケトン尿症を引き起こします。このような病状をケトーシス（ケトン症）と呼びますが、ケトン体は酸性なので血液のpHは酸性となります。そして、ケトン体が増えて血液が酸性になった状態をケトアシドーシスといいます。重度の糖尿病患者はβ酸化の過度の亢進で肝臓からケトン体が大量に産生されます。糖尿病患者の血液中のケトン体濃度の上昇は糖尿病の悪化を示す指標ですのでケトン体は体に悪いイメージがあります。しかし、一方で、インスリンの働きが正常であればケトン体は極めて安全なエネルギー源なのです。

その6.
αオリゴ糖を用いた
新規ココナッツミルクパウダーとは

　脂肪酸には大まかに、体に良い脂肪酸の不飽和脂肪酸と悪い脂肪酸の飽和脂肪酸に分けることができるものの、飽和脂肪酸の中にも体に良い飽和脂肪酸があること。体に悪いのは長鎖の飽和脂肪酸であって中鎖の飽和脂肪酸は健康に良い脂肪酸であること。そして、その体に良い中鎖脂肪酸であるラウリン酸を豊富に含むココナッツオイルについて詳しく紹介しました。

　この章では、他の脂肪酸の紹介をする前にココナッツについての知識をさらに深め、ココナッツオイルを主成分とするココナッツミルクのαオリゴ糖による再分散性パウダーの開発を紹介します。

　そもそも、ココナッツ（ヤシの実）とはヤシ科の植物でココヤシの果実です。外側は繊維質の厚い殻に包まれ内側には大きな種子があります。未成熟な種子はその内側が液状胚乳で満たされています。これがいわゆるココナッツジュースなのです。これを発酵させるとゲル状のナタデココとなります。

　未成熟果の固形胚乳はそのまま食べることもできますが、種子が成熟するとともに白く大きくなってきます。この固形胚乳をすり潰し、水もしくはお湯で成分を絞り出し、裏ごししたものがココナッツミルクなのです。ココナッツミルクはカレーや

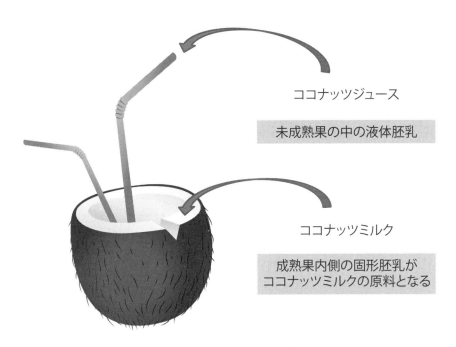

図6-1. ココナッツミルクとジュース

お菓子などに幅広く利用されています。

　ココナッツオイルはココヤシから作られる油脂であるヤシ油のことを意味しています。前回紹介しましたように、最近、ココナッツオイルがダイエット効果やアルツハイマー病の予防と改善に有効であるとの研究報告がTVで紹介されたため、にわかに注目されていますが、それまではココナッツミルクの利用の方がより一般的でした。
　ココナッツオイルもココナッツの固形胚乳から作られていますが、固形胚乳を乾燥したコプラ（と呼ばれます）から圧搾し、溶媒抽出して得られる油脂をさらに精製したものですのでタンパク質や炭水化物は含んでいません。つまり、ココナッツオイルはココナッツミルクから油脂分のみを取り出したものなのです。よって、ココナッツオイルとココナッツミルクのいずれも

表6-1.　ココナッツミルクの栄養成分

ココナッツミルクの栄養成分（ 100g あたり ）			
エネルギー	150kcal	脂質	16.0g
水分	78.8g	炭水化物	2.8g
たんぱく質	1.9g	ナトリウム	12mg

五訂日本食品標準成分表より

栄養素の主成分は油脂であり、中鎖脂肪酸のラウリン酸なのです。

　また、ココナッツの油脂にはラウリン酸とともに抗酸化物質のスーパービタミンEとして注目されているトコトリエノールも多く含まれています。

　ココナッツミルクにデンプンやデキストリンなどの賦形剤とカゼインナトリウムを乳化剤として加えて、乾燥させたものが利便性のあるココナッツミルクパウダーとして利用されています。

　ただ、お湯や牛乳で戻すと再びココナッツミルクに戻るとされていますが、油分が多いためになかなか元通りのココナッツミルク状態には戻りにくく、特に水だと再乳化できずにダマダマになってしまう問題があります。さらに、乾燥中に風味成分が失われるために生のココナッツミルクに比べると風味が悪いといった問題もあるのです。

　そこでαオリゴ糖を用いた新たなココナッツミルクパウダーが開発されました。

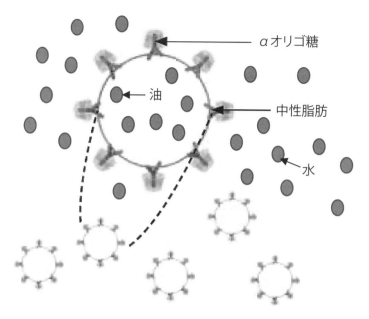

図 6-2. αオリゴ糖による乳化作用

　αオリゴ糖は、環状のオリゴ糖ですが、その環状構造の内側に疎水性の物質を取り込む性質があり、乳化剤として利用できます。

　そして、ココナッツミルクパウダーを作る際のカゼインナトリウムの代替物質としても使用することができることがわかったのです。しかも、カゼインナトリウムを用いた場合に比べ、水への再分散性も高く、乳化状態も長時間持続できるのです。

　さらに、αオリゴ糖は乾燥時にココナッツミルクの揮発してしまう風味成分も空洞内に保持できるため、再分散してココナッツミルクに戻したときに生のココナッツミルクと同様の風味を保持できることが確認されました。

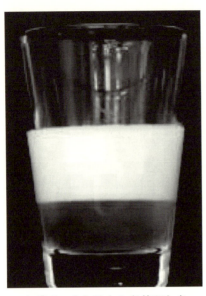
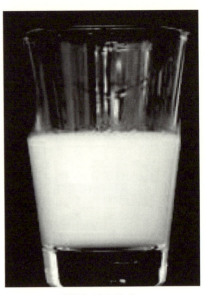

カゼインナトリウムを使用した
ココナッツミルクパウダーから
の再分散状態（5分後）

αオリゴ糖を使用した
ココナッツミルクパウダーから
の再分散状態（2時間後）

図6-3. ココナッツミルクパウダーの再分散状態（その1）

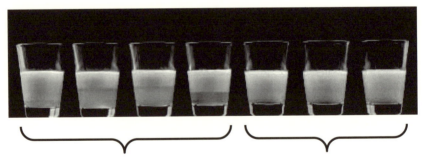

カゼインナトリウムを使用した
ココナッツミルクパウダー
（市販4製品）
の再分散状態（15分後）

αオリゴ糖を使用した
ココナッツミルクパウダーから
の再分散状態（数時間後）

図6-4. ココナッツミルクパウダーの再分散状態（その2）

表6-2.　　αオリゴ糖を使用したココナッツミルクパウダーの配合例

配　合　例			
ココナッツミルク	50-65%	カゼインナトリウム	0-2%*
マルトデキストリンなどの賦形剤	8-15%	リン酸二カルシウム（緩衝剤）	*
αオリゴ糖	1-2%	固結防止剤	*
水を加えて 100%にする			

＊好みに応じて添加（無添加でも OK）

　なお、αオリゴ糖を使用したココナッツミルクパウダーの調製方法は、カゼインナトリウムを使用した従来のココナッツミルクパウダーの調製方法と同じです。カゼインナトリウムをαオリゴ糖に置き換えるだけで特別な手順や装置は必要ありません。

　この配合例に示すαオリゴ糖の添加量で体に悪いとされる長鎖飽和脂肪酸の選択的排泄は十分に可能です。従来のココナッツミルクパウダーに比べて、αオリゴ糖を配合したココナッツミルクパウダーは再分散性向上と風味保持の利点を持つだけでなく、ココナッツオイルに含まれる長鎖飽和脂肪酸、食事に含まれる余分な中性脂肪やコレステロール、糖分も排泄する、さらに、腸内環境を整える機能が加えられているのです。

　αオリゴ糖は粉末の状態で市販されていますので、家族の美容や健康のためにも、ココナッツオイルやココナッツミルクに混ぜてお使いください。

その7.
ω6系不飽和脂肪酸の健康・美容への良し悪し

　不飽和脂肪酸は必須脂肪酸であるω3系（n3系）とω6系（n6系）の多価不飽和脂肪酸と必須ではない脂肪酸であるω9系（n9系）の一価不飽和脂肪酸に分類できます。必須脂肪酸の必須とは体内では作られない物質ですので、体外から摂取する必要のある脂肪酸です。

　ちなみに、既に「その3」で取り上げましたオレイン酸は、ω9系の一価不飽和脂肪酸で、なぜ必須でない脂肪酸であるかというと生体内脂肪酸のステアリン酸（C18：0）から体内で変換できるからです。

　図7-1に、なぜω3という？とか……いまさら聞けない不飽和脂肪酸の呼び方に関する知識をまとめました……、ご参照ください。

　では、その必須脂肪酸のω3系とω6系の多価不飽和脂肪酸とは……、

　ω6系不飽和脂肪酸の代表格（出発物質）はリノール酸です。リノール酸を体外から摂取すると体内ではγリノレン酸やアラキドン酸が作られます。また、ω3系不飽和脂肪酸の代表格（出発物質）はαリノレン酸で、体外から摂取して体内でEPAやDHAなど聞き馴染みのある物質が作られるのです。

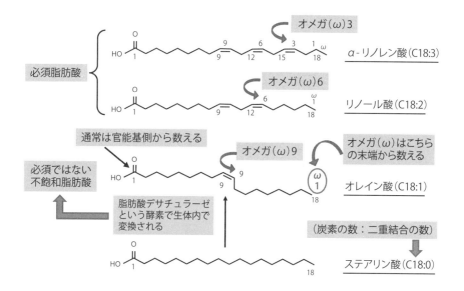

図 7-1. C18（炭素が 18 個）脂肪酸の種類と呼び方

と、いつものように前置きが長くなりましたが、そのω6系不飽和脂肪酸の説明に入ります。

その代表のリノール酸、まずは、いいところから……、

リノール酸は体のさまざまな細胞の細胞膜とミトコンドリアなどの細胞内小器官の膜を作る物質であり、また、体の機能を調節するエイコサノイドという生理活性物質に変換され、私たちの成長と正常な生理機能を維持するためにも必須です。不足すると、成長障害や皮膚障害の生じることもあるのです。食事から摂取することで血中内のコレステロールの低減や血圧や血糖値を下げる効果があります。また、肌に塗布することで保湿作用、抗炎症作用やアンチエイジングなどのスキンケアの効果

もあり、皮膚のバリア機能の向上にも効果的との報告もあります。

　しかしながら、このリノール酸……、現代ではその過剰摂取の問題が指摘されています。

　欧米食中心となってきた日本人のリノール酸摂取量は、平均13 〜 15g/日と過剰摂取になっています。過剰摂取すると、生体内では過剰に炎症性のあるロイコトリエンやプロスタグランジンなどの生理活性物質が産生され、そのためにアレルギー症状が現われるケースも増え、さらに、肥満やがんの原因になる、老化促進、動脈硬化、心筋梗塞、血栓を起こしやすくなるなど、さまざまな危険性があるのです。

　よって、現代社会においては、リノール酸摂取量は抑制すべきと考えられます。

　一方、このリノール酸……スキンケアにおいては注目に値する機能があります。肌への親和性が高く、角質から水分が蒸発するのを防ぎ、肌を柔軟にする働きがあります。ただ、スキンケアを目的としたリノール酸には二つの問題があります。その一つは、肌への浸透性が高いために速やかに真皮まで浸透してしまい、肌表面にとどまり難いこと、もう一つは、酸化されやすいこと、スキンケアと称しながらも、実際は肌に塗布すると容易に過酸化脂質に変換され、悪臭の発生とともに肌に悪影響を与えてしまう製品もみられます。

　リノール酸の酸化を防ぎ、角質層と表皮に留まることができ

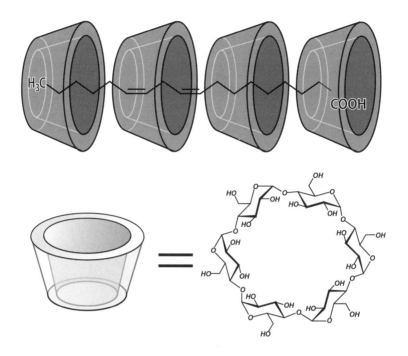

図7-2. リノール酸αオリゴ糖（1:4）包接体の推定構造

れば、メラニン合成に関与するチロシナーゼ酵素活性を抑制し、メラニン生成を抑えることができます。その結果、シミの予防が可能となるのですが……。

　最近、リノール酸の問題を解決した画期的な製剤化方法がαオリゴ糖（αシクロデキストリン、αCD）包接化技術を用いて開発されています。

　リノール酸はαオリゴ糖によって包接できることは知られていましたが、四倍当量のαオリゴ糖で包接化したところ十分な酸化に対する安定性が示されました。**図7-2**にその推定構造を示します。

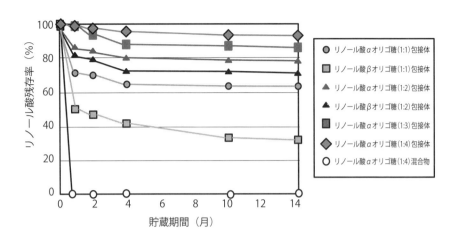

図7-3. 各種リノール酸環状オリゴ糖包接体の45℃における安定性

　各種リノール酸環状オリゴ糖包接体を暗所で空気に晒し、14ヶ月間45℃で保存したところ、リノール酸αオリゴ糖(1:4)包接体のみリノール酸の減少はわずかで保持率は94％でしたが、他の包接体は何れもリノール酸の酸化が進行し、悪臭が発生していました。

　日焼け止め製剤において紫外線に対する安定性は重要ですのでUVAおよびUVB波長の紫外線に対する光安定性が評価され、未包接と比較して、αオリゴ糖包接化によるリノール酸の安定性向上が確かめられています。

　さまざまな化粧品（アイシャドウ、フェイスパウダー、メイクアップ）にリノール酸を1％配合させ、45℃、UV-AとUV-B照射下でリノール酸の安定性を評価した結果、すべての化粧品においてαオリゴ糖によるリノール酸の安定化が確認されました。

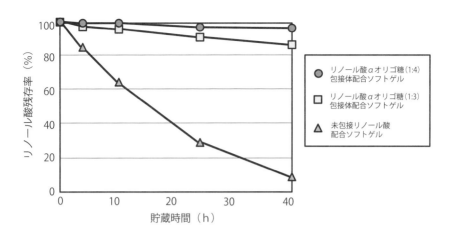

図 7-4. 日焼け止めソフトゲル製剤のリノール酸αオリゴ糖包接体と未包接体(どちらもリノール酸として 1.0%配合)の 45℃における UV-A と UV-B に対するリノール酸の安定性

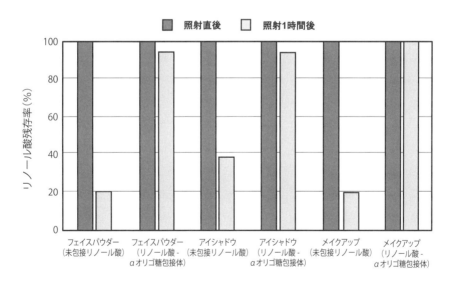

図 7-5. UV-A と UV-B 照射下 45℃における種々化粧品中のリノール酸の安定性 リノール酸αオリゴ糖(1:4)包接体と未包接リノール酸をリノール酸として 1%配合

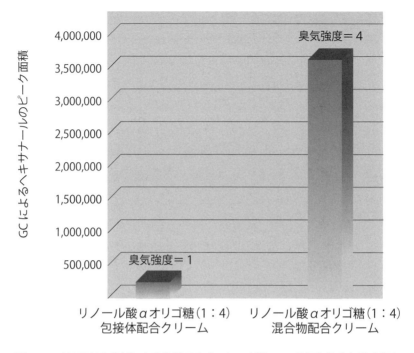

図7-6. SPME/GC分析による化粧用クリームの室温12ヶ月保存後臭気強度評価（リノール酸-αオリゴ糖（1：4）包接体と未包接リノール酸をリノール酸として1%配合）

　また、化粧用クリームに未包接とαオリゴ糖包接リノール酸（1%）を配合させ室温下で12ヶ月間保存した後、人の感覚（嗅覚）による評価方法と機器を用いた測定法で臭気強度を評価しました。なお、機器はSPME/GC分析法（ヘッドスペースによるヘキサナール濃度評価）を用いています。結果、リノール酸の酸化による臭気をαオリゴ糖包接で効率良く抑制できています。

　現在社会において過剰摂取が問題とされているω6系不飽和脂肪酸のリノール酸ですが、αオリゴ糖を用いることでスキンケア分野において有用性が示されています。

【コラム】二重結合とは……

　通常、二つの結合電子が使われて2元素が化学結合するのですが、炭素と炭素の場合（C・⇔・C→C－C）となります。4つの結合電子が使われた炭素と炭素の場合（C:⇔:C→C=C）となるのです。炭素と酸素の場合はC=O、炭素と窒素の場合はC=Nとさまざまな元素間の二重結合があります。

その8.
共役リノール酸とは

　これまでに二重結合のあるなしで、ある場合を不飽和脂肪酸、ない場合を飽和脂肪酸ということ、そして、不飽和脂肪酸は多価不飽和脂肪酸（必須脂肪酸＝体内では作られない）と単価不飽和脂肪酸に分類されるということ、さらに多価不飽和脂肪酸はω3系（n3系）とω6系（n6系）のオイルに分けられ、そのω6系の代表的な脂肪酸がリノール酸であることを説明してきました

　その7では、リノール酸の良し悪しについてお話しましたが、実はリノール酸にはさらに共役リノール酸という異性体が存在します。最近、その健康への効果効能が注目されているのです。
　なお、このリノール酸の"異性体"（炭素、酸素、水素の数は同じですが別の物質）の説明は……少し難しいのですが、幾何異性体（二重結合がシス型とトランス型の違いを幾何異性という）と位置異性体（二重結合の位置が異なる）の混合で8種類以上が存在しており、これらすべてを共役リノール酸と呼んでいます（コラム：共役リノール酸はトランス脂肪酸？）。
　その共役リノール酸が見つかったのはハンバーグからでした。焼いたハンバーグの抽出物の中からがん抑制物質が発見され、分析すると共役リノール酸であることが判明しました。

　リノール酸は大豆油やベニバナ油に多く含まれていますが、

44

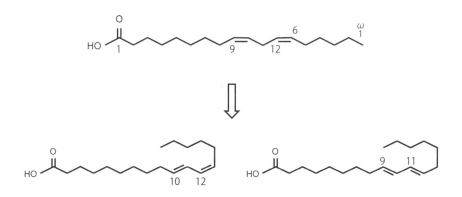

図 8-1. 反芻動物の胃によるリノール酸から共役リノール酸への変換

牧草中にも含まれており、そのリノール酸が反芻動物の胃の中に入ると共役リノール酸に変化します。よって、ハンバーグだけではなく、牛肉や牛乳、バター、チーズの中にも含まれているのです。

　この共役リノール酸、人の健康維持増進に関与する、すばらしい多くの生理活性作用を有していることが知られているのです。

　共役リノール酸の機能性評価のための本格的な研究は1990年代からスタートし、まずマウスの体脂肪が著しく減少することが見出され、その後、多くの動物試験やヒト臨床試験によって、免疫機能の改善、動脈硬化の予防、抗糖尿病効果、血圧上昇抑制作用など次々と生活習慣病の予防に係わる知見が得られています。
　さらに、共役リノール酸には生活習慣病の予防のみならず、

大変興味深いことにスポーツパフォーマンスの向上・維持に対しても有効性のあることが、順天堂大学の研究グループによって判明していますので、その一部をここに紹介しておきます。

ラットを用いた実験で共役リノール酸摂取と走運動トレーニングの影響を調べたところ、普通の飼料摂取群に比べて共役リノール酸摂取群では運動負荷によって血中ケトン体の濃度が上昇する傾向がありました。ケトン体は、体内で主として飽和脂肪酸のβ酸化によって産生されるもので、共役リノール酸摂取によって脂肪酸のβ酸化が亢進し、筋肉運動のエネルギー源として脂肪酸が利用されやすくなったことを意味しています。つまり、共役リノール酸摂取は、体脂肪を燃やしてダイエット効果とともにスポーツパフォーマンス向上効果をもたらすことが判ったのです。

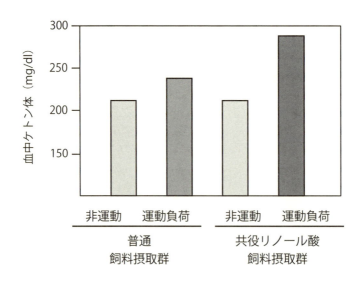

図8-2. 共役リノール酸摂取と運動負荷による血中ケトン体の上昇

【コラム】共役リノール酸はトランス脂肪酸？……

　共役リノール酸は構造的にトランス型の二重結合を有するものが多いのでトランス脂肪酸のカテゴリーではありますが、一般に恐れられている健康に対して"凶悪（キョウアク）"なトランス脂肪酸ではなく健康を維持できる"共役（キョウヤク）"なトランス脂肪酸です。よって米国のFDAでもデンマークにおけるトランス脂肪酸の規制においても規制対象外となっているのです。

著者紹介

■寺尾啓二（てらお けいじ）プロフィール
工学博士　専門分野：有機合成化学
　シクロケムグループ（株式会社シクロケム、コサナ、シクロケムバイオ）代表
神戸大学大学院医学研究科客員教授
神戸女子大学健康福祉学部 客員教授
ラジオNIKKEI 健康ネットワーク　パーソナリティ
http://www.radionikkei.jp/kenkounet/
ブログ　まめ知識（健康編　化学編）
http://blog.livedoor.jp/cyclochem02/

1986年、京都大学大学院工学研究科博士課程修了。京都大学工学博士号取得。専門は有機合成化学。ドイツワッカーケミー社ミュンヘン本社、ワッカーケミカルズイーストアジア株式会社勤務を経て、2002年、株式会社シクロケム設立。中央大学講師、東京農工大学客員教授、神戸大学大学院医学研究科 客員教授（現任）、神戸女子大学健康福祉学部 客員教授（現任）、日本シクロデキストリン学会理事、日本シクロデキストリン工業会副会長などを歴任。様々な機能性食品の食品加工研究を行っており、多くの研究機関と共同研究を実施。吸収性や熱などに対する安定性など様々な生理活性物質の問題点をシクロデキストリンによる包接技術で解決している。

著書
『食品開発者のためのシクロデキストリン入門』日本食糧新聞社
『化粧品開発とナノテクノロジー』共著CMC出版
『シクロデキストリンの応用技術』監修・共著CMC出版
『超分子サイエンス　～基礎から材料への展開～』共著　株式会社エス・ティー・エヌ
『機能性食品・サプリメント開発のための化学知識』日本食糧新聞社
ほか多数